APERÇU

SUR LA GOUTTE

PAR

LE DOCTEUR CHARRIÈRE

DE VALLON (Ardèche.)

MÉDECIN A ROQUEMAURE (Gard.)

AVIGNON

Laurent AUBANEL Imprimeur du Lycée.

1852

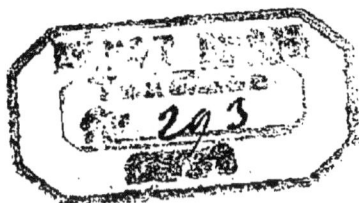

APERÇU

SUR LA GOUTTE

par

Le Docteur CHARRIÈRE.

APERÇU

SUR LA GOUTTE

PAR

LE DOCTEUR CHARRIÈRE

DE VALLON (Ardèche.)

MÉDECIN A ROQUEMAURE (Gard.)

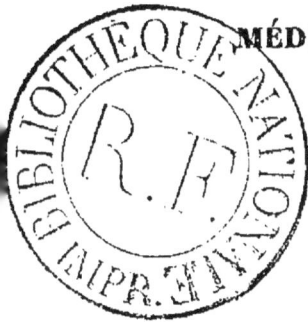

AVIGNON
Laurent AUBANEL Imprimeur du Lycée,
1852.

APERÇU SUR LA GOUTTE

En médecine comme dans toutes les scien-
ces il y a des inconnues; et s'il est vrai de
dire que par un traitement, soit rationel, soit
empirique, le médecin triomphe d'un grand
nombre de maladies , il faut reconnaître
aussi que souvent il épuise en vain tous
les trésors de la science médicale. Ne voit-
on pas en effet le Diabète, la Goutte, la
Phthisie, le Choléra asiatique, etc., résister à
tous nos efforts ? ennemis terribles qui se
jouent du savoir humain et pardonnent rare-
ment à leurs victimes.

J'ai nommé la Goutte ; c'est d'elle que je
vais entretenir le lecteur et mon travail sera
reçu par lui avec d'autant plus de faveur que
cette maladie semble s'attacher à l'homme

moins pour le détruire que pour le faire souffrir pendant toute la durée de sa pénible existence et le réduire à demander à Dieu la mort comme un bienfait.

Jusqu'à présent la goutte n'a pas été définie ; elle a été décrite par les nosologistes et les auteurs de traités spéciaux sur la matière. Aussi, ne connaissant de cette maladie que ses divers symptômes, le médecin n'a pu faire contre elle que la médecine des symptômes : mais s'il était prouvé que dans la goutte les symptômes ne doivent être pris qu'en faible considération, que le siége de la maladie n'est pas dans les articulations, que les tumeurs que nous y trouvons n'en sont qu'un accident et que cette maladie consiste dans une altération grave des fonctions d'un de nos organes ; alors le médecin s'élevant au-dessus du symptôme irait attaquer le mal à sa source.

C'est ce que j'ai tâché de faire. J'ai considéré que l'analyse chimique des tumeurs tophacées des goutteux donne pour résultat une énorme proportion d'acide urique combiné tantôt avec la chaux, tantôt avec la soude. A l'appui de ce que j'avance je puis citer Wolaston, qui nous dit qu'il a trouvé les tumeurs tophacées principalement formées d'urate de soude; d'autres chimistes ont obtenu des résultats analogues. Citons pour leur rendre justice Laugier et Barruel fils. Mais de quelle manière se forment ces tumeurs ? progressivement, et par l'addition quotidienne d'une petite quantité d'acide urique ; qui se trouve à l'état de liberté dans le sang et qui amené par le mouvement circulatoire à l'entour des articulations s'y fixe quelquefois à l'état libre, mais le plus souvent forme des sels à base de soude et de chaux. Premier pas vers la vérité ! C'est le sang qui porte vers les articulations cet ennemi redoutable. Mais d'où vient-il ? la Physiologie va nous répondre.

Deux glandes sont destinées à la sécrétion de l'urine. Comment s'opère-t-elle ? la science est aussi reculée sur ce point que sur le travail des autres glandes ; nous ne pouvons donc discuter sur la formation de l'urine, nous savons qu'elle se produit dans les reins, de même que la salive dans les glandes salivaires, le lait dans les mamelles, etc. Et si l'on demande compte à la science de cette différence, pourquoi telle glande sécrète tel ou tel liquide plutôt que tel autre, elle ne pourra que vous répondre, « je sais que je ne sais pas. » Partons de ce fait acquis, le sang qui arrive dans les reins renferme les élémens de l'urine qui se trouvent en présence et qui par un travail dont nous ne connaissons pas le mécanisme sont réunis par l'action rénale et constituent l'urine. Dans l'état de santé, la quantité d'acide urique formée est éliminée au fur et à mesure par l'émonctoire que la nature a préparé , fonction double qui devrait être caractérisée par un seul terme. Quand l'acte de sécrétion et celui d'excrétion se balancent, ou, pour parler en termes plus clairs, quand l'acide urique sécrété, est expulsé dans la même proportion la santé n'est point troublée ; mais chez quelques personnes une disposition particulière dont la nature nous est inconnue fait que l'appareil rénal sécrète une grande quantité d'acide urique et dans une proportion telle que l'émonctoire ne suffit plus pour l'éli-

miner, alors il prend son cours dans les vais-
seaux sanguins et vient se déposer à l'entour
des articulations des extrémités inférieures et
supérieures où on le trouve quelquefois à l'état
de liberté, mais le plus souvent combiné avec
différentes bases et composant ces tumeurs
particulières aux goutteux que l'on nomme
tumeurs tophacées. On comprendra facilement
que l'économie supporte pendant quelque
temps une certaine quantité de ce corps,
mais que sa présence devient bientôt impor-
tune et douloureuse ; et que la nature fasse
des efforts pour s'en débarrasser et amener des
crises salutaires ; alors, commencent les attaques de goutte, attaques essentiellement in-
termittentes au commencement et séparées
par des intervalles plus ou moins grands,
selon la force du tempérament goutteux de

chaque malade, s'il est permis de se servir de cette expression. Mais il n'arrive que trop souvent que les attaques deviennent très-fréquentes et que la maladie passe comme l'on dit à l'état chronique.

Si, après nous être rendu compte de ce qui se passe chez les goutteux, nous revenons sur nos pas, nous arriverons sans peine à définir la goutte. Elle consistera donc pour nous en une *hypersécrétion d'acide urique*, il est parfaitement inutile d'inventer un mot nouveau, consacrons le vieux terme goutte; mais rappelons-nous que le siége de la maladie est dans les reins et qu'elle est constituée par un travail morbide *sui generis*.

On voit d'après ce qui précède qu'il y a loin de là au rhumatisme, c'est en vain qu'on a voulu faire quelque rapprochement entre ces

deux maladies ; elles doivent rester distinctes
et le nom de rhumatisme goutteux doit dispa-
raître du dictionnaire de la science ; en effet :
elles reconnaissent des causes différentes , les
symptômes ne sont pas les mêmes et les trai-
tements n'ont aucun rapport entre eux.
Pourrait-il y avoir complication ? je ne le nie
pas ; mais je n'en ai pas vu d'exemple.

Nous avons défini la goutte une hypersé-
cration d'acide urique. Est-ce bien là toute
la goutte et rien que la goutte ? Ce qui nous
parait évident ne l'est certainement pas aux
yeux des médecins qui ont lu les travaux de
Dumas et Prevost. Ces savants expérimenta-
teurs ont fait l'analyse du sang , ils y ont
rencontré de l'acide urique. Mais il ne fallait
pas conclure de là que cet acide préexistait
dans le sang , qu'il en faisait partie consti-

tuante et que ce liquide l'apportait dans les reins ; c'était l'inverse de la vérité, aussi la saine physiologie a-t-elle fait justice de cette théorie. Le sang est considéré comme le liquide nourricier de tous les organes, chacun d'eux par une action spéciale se l'approprie, le transforme en sa propre substance ; et certains d'entre eux, outre cette action dont nous parlons, jouissent encore de la propriété de réagir sur lui et donner naissance à des produits divers. C'est ainsi que par une admirable métamorphose, cette *chair coulante* de Bordeu, expression trop faible encore, va remplir les sources de la vie et préparer la première nourriture de l'homme. Si nous le suivons dans d'autres appareils nous en voyons sortir des liquides destinés à dissoudre et décomposer les alimens ; plus loin, c'est un

corps onctueux qui rend facile le jeu des articulations, mais ce qu'il y a de plus admirable,
c'est la production de ce liquide où l'on trouve
des corps, vivant d'une vie propre qui semblent
les ministres à qui la Providence a confié le
soin de perpétuer la création.

Revenons à notre sujet. Dans l'appareil
rénal le sang est l'objet d'une élaboration d'un
autre genre. Comme nous l'avons dit plus haut,
les reins sécrètent, mais l'excrétion ne se fait
pas attendre. Chez les goutteux l'excrétion ne
suffit pas à éliminer le produit de la sécrétion :
alors surviennent les phénomènes dont nous
avons parlé. Quelquefois aussi l'acide urique
se fixe dans les reins eux-mêmes et dans les
urétères et y donne naissance à divers calculs
dont le séjour occasionne les plus vives dou-
leurs, et ce n'est pas sans raison que l'on a

fait des rapprochements entre la gravelle et la goutte. Puisque nous voilà forcés de conclure que la gravelle en est une variété, ou plutôt un accident, ne voit-on pas en effet les souffrances des malades se terminer quelquefois par une crise salutaire, la formation et l'expulsion rapide d'une multitude de petits calculs ? Soumis à l'analyse, ils ont donné le même résultat que les tumeurs tophacées.

Pour mieux faire admettre que la goutte est une hypersécrétion d'acide urique, cherchons si dans les maladies de l'appareil rénal nous ne trouvons pas des vices de sécrétion d'une autre nature. Eh bien! l'expérience nous démontre que dans un cas les reins sécrètent une quantité d'albumine plus que normale et en telle abondance qu'elle compromet souvent la vie du malade, état pathologique que l'on a caractérisé par le nom d'Albuminerie. Dans un autre cas c'est un genre particulier de sucre qui apparaît dans les urines et dont la sécrétion qu'il est impossible d'arrêter est presque toujours mortelle. Tel est le Diabète sucré. Quelquefois aussi la sécrétion d'urine non sucrée est telle qu'elle amène le même résultat. C'est le Diabète simple. Que conclure de là, si ce n'est que les reins sont sujets à plusieurs vices de sécrétion et que si nous admettons déjà le Diabète simple, le Diabète sucré et l'Albuminerie, l'analogie nous conduit à faire reconnaître un vice nouveau de sécrétion celle de l'acide urique.

Il est inutile de répéter ce que les auteurs ont dit sur les formes variées de la goutte, la durée des attaques chez divers malades, les souffrances atroces auxquelles plusieurs d'entre

eux sont soumis ; passons de suite à la théra-
peutique de cette maladie que je ferai précéder
cependant d'une considération générale de
haute importance ; c'est que les agens théra-
peutiques que nous introduisons dans l'économie y pénètrent d'autant plus profondément
et avec d'autant plus de facilité qu'ils ont déjà
été élaborés par des êtres vivants soit végétaux soit animaux. Prenons pour exemple ,
l'Iode et le Brôme qui se trouvent à un état
de division très grand dans l'huile de foie de
morue , mais en outre ils ont été soumis à un
travail particulier à nous inconnu dans un
laboratoire vivant ; on conçoit donc que l'assi-
milation de tels agents ainsi préparés sera d'une
grande facilité ; aussi l'huile véritable de foie
de morue aura-t-elle toujours la préférence
aux yeux des praticiens sur les préparations

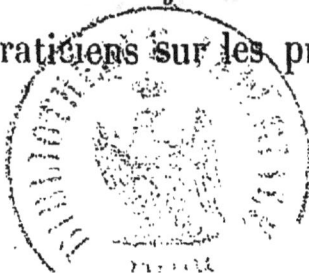

qu'on veut lui substituer , rendons toutefois justice au chimiste qui a voulu nous procurer à peu de frais un remède qui peut être appelé à rendre de grands services aux malades. Mais qui peut lutter contre la nature?

J'ai cru devoir donner la préférence au règne végétal et lui emprunter les remèdes dont j'avais besoin pour combattre la goutte, et d'après la définition que j'en ai donnée, j'ai été conduit à employer des alcalis végétaux. Déjà l'expérience avait démontré l'utilité des alcalis minéraux.. Le bi-carbonate de soude a été administré , les malades ont éprouvé un peu de soulagement , mais là s'est borné le rôle que jouait ce médicament. Que de goutteux qui tous les ans vont implorer le secours des eaux de Vichy ! La nymphe de ces lieux jette sur eux un regard compatissant, son urne intarissable leur dispense un liquide bienfaisant dont l'influence se fait sentir pendant quelques semaines. Mais bientôt l'inexorable goutte reprend son empire, elle attaque tous les organes, ne laissant d'intact que le cerveau, afin qu'ils puissent juger de l'étendue de leur mal.

Il n'en sera pas ainsi en ayant recours aux alcalis végétaux, lesquels, pris tous les jours à petite dose, iront modifier la vitalité de l'organe malade, et non seulement neutraliser l'acide excédant, mais encore agir sur les reins de manière à les ramener à la sécrétion normale, et les dépôts qui se sont formés dans le voisinage des articulations disparaîtront par voie de résorption.

Par quel moyen fera-t-on parvenir dans l'organe malade ce remède salutaire? Ecoutons le physiologiste, il va nous dire que toutes les fois qu'un corps non assimilable à notre substance est introduit dans l'économie à l'état de solubilité ou qu'il devient soluble par l'effet d'une réaction chimique interne, ce corps doit être éliminé par l'émonctoire des liquides et pour cela il doit forcément, essentiellement traverser l'appareil rénal. Soyons donc conséquens et faisons arriver dans l'organe malade des alcalis végétaux non vénéneux et solubles, et tous les jours nous les mettrons en présence de l'acide formé. Quand à la quantité à donner elle doit être minime, sans toutefois tomber dans l'exagération homéopathique, il faut même que le médecin tâtonne quelquefois pour connaître la quantité de remède que peut supporter le malade, elle doit être telle qu'aucun dérangement sensible ne survienne, qu'aucune fonction ne soit lésée, sans quoi la dose doit être immédiatement réduite, puisque nous n'avons pas pour but de remplacer une maladie par une autre, mais de guérir purement et simplement celle qui existe.

Le traitement doit être continué avec persévérance pendant plusieurs années. Le goutteux s'apercevra sous peu de l'effet produit par le remède, les attaques n'auront plus lieu qu'à de longs intervalles, leur intensité aura de beaucoup diminué jusqu'à ce qu'enfin elles disparaissent tout-à-fait. Mais pour arriver là il ne faut pas imiter l'inconstance d'un de mes malades que je ne veux pas nommer qui, après avoir éprouvé un heureux résultat du traitement, s'est laissé intimider, on lui a fait croire que le remède végétal alcalin renfermait des substances vénéneuses; effrayé, il en a suspendu l'usage et renoncé pendant quelque temps à son influence salutaire. Je crois volontiers que ce changement n'est pas l'œuvre de quelque collègue jaloux et je ne pense pas que dans le corps médical il se trouve quelqu'un assez hardi pour condamner une théorie sans la connaître, à tous je tiendrai le même langage : « lisez d'abord, puis jugez. » Déjà nous avons fait connaître nos idées à un célèbre médecin du département de Vaucluse, bien connu par ses travaux scientifiques; il nous a donné les encouragements les plus flatteurs et engagé ses malades à suivre notre traitement : traitement prophylactique dont le but est de s'opposer à la formation de l'acide urique et d'éliminer celui qui est en excès. Mais comme il faut longtemps pour modifier un organe, on comprendra facilement que pendant les intervalles des attaques l'usage du remède ne doit pas être suspendu, et que de la scrupuleuse exactitude du malade, de son obéissance passive dépend la réussite. Qu'il sache bien que par une constance inébranlable il arrivera à un résultat inespéré.

Roquemaure, 3 *Août* 1852.

CHARRIÈRE, D. M. P.

FIN.

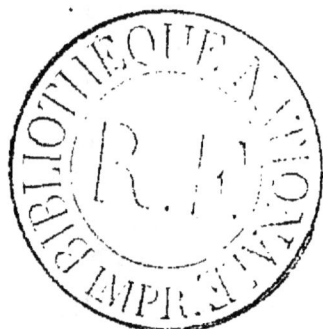

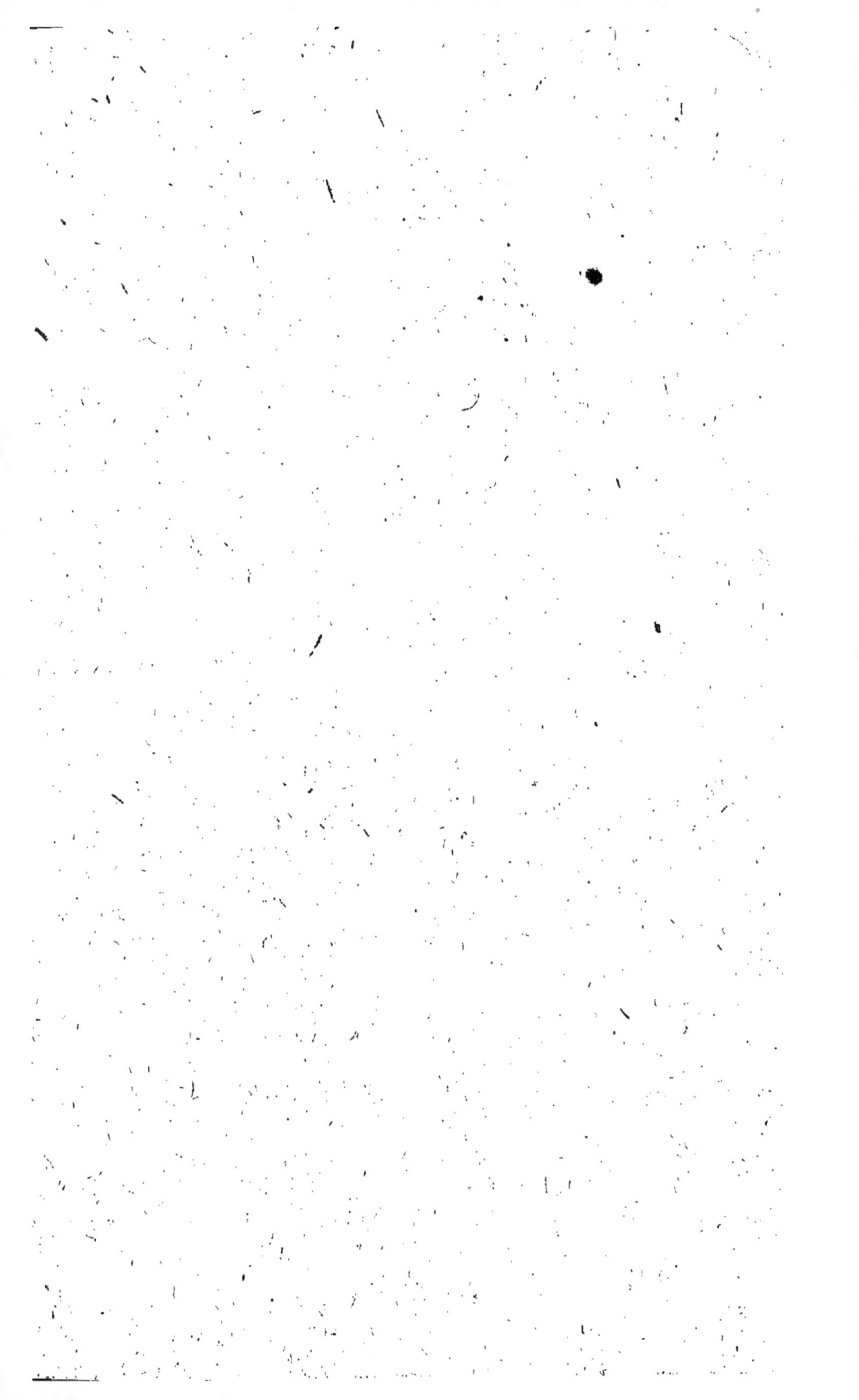

www.ingramcontent.com/pod-product-compliance
Lightning Source LLC
Chambersburg PA
CBHW060538200326
41520CB00017B/5290